AF398925

Perdendo peso sem esportes e dietas

Emagreça sem se torturar com esportes e dietas

-

Doze passos fáceis até o seu peso dos sonhos

Dan Hild

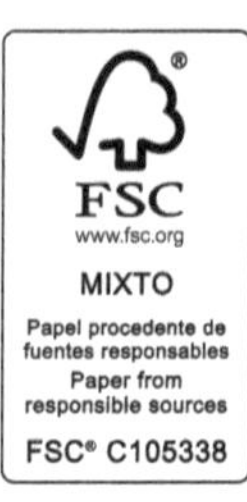

© Dan Hild 2021– 2nd Edition

Impreso y editado por Books on Demand GmbH
info@bod.com.es - www.bod.com.es
Impreso en Alemania – Printed in Germany

ISBN: 978-8-4137-3475-0

Introdução

Ao utilizar este livro, você aceita este aviso legal na íntegra.

Nenhum conselho

O livro contém informações. As informações não são conselhos e não devem ser tratadas como tal.

Se julga estar a sofrer de alguma condição médica, você deve procurar assistência médica imediata. Você nunca deve adiar a procura de aconselhamento médico, desconsiderar o aconselhamento médico ou descontinuar tratamentos médicos baseado na informação do livro.

Sem representações ou garantias

Na extensão máxima permitida pela lei aplicável e sujeita à secção abaixo, nós excluímos todas as representações, garantias e compromissos relacionados com o livro.

Sem prejuízo da generalidade do parágrafo anterior, nós não representamos, realizamos ou garantimos:

- que a informação no livro é correta, precisa, completa e não enganosa;

- que o uso da orientação no livro irá levar a qualquer determinado desfecho ou resultado.

Limitações e exclusões de responsabilidade

As limitações e exclusões de responsabilidade estabelecidas nessa secção e noutras partes deste aviso: estão sujeitas à secção 6 abaixo; e governam todas as responsabilidades decorrentes do aviso ou em relação ao livro, incluindo responsabilidades decorrentes de contrato, por ato ilícito (incluindo negligência) e por violação do dever estatutário.

Nós não seremos responsáveis perante você em relação a quaisquer perdas decorrentes de qualquer evento ou eventos além do nosso controle razoável.

Nós não seremos responsáveis perante você em relação a quaisquer perdas comerciais, incluindo, sem limitação, perda de ou danos nos lucros, rendimentos, receitas, uso, produção, poupanças antecipadas, negócios, contratos, oportunidades comerciais e património de marca.

Nós não seremos responsáveis perante você em relação a qualquer perda ou corrupção de quaisquer dados, bases de dados ou software.

Nós não seremos responsáveis perante você em relação a quaisquer danos ou perdas consequentes, indiretas ou especiais.

Exceções

Nada neste aviso deve: limitar ou excluir a nossa responsabilidade pela morte ou danos pessoais resultantes de negligência; limitar ou excluir a nossa responsabilidade por fraude ou representação fraudulenta; limitar qualquer uma das nossas responsabilidades de uma forma que não é permitida ao abrigo da lei aplicável; ou excluir qualquer uma das nossas responsabilidades que não podem ser excluídas ao abrigo da lei aplicável.

Divisibilidade

Se uma secção deste aviso for determinada por qualquer tribunal ou outra autoridade competente como sendo ilegal e/ou inaplicável, as outras secções deste aviso continuam em vigor.

Se qualquer secção ilegal e/ou inaplicável for legal ou aplicável se uma parte for eliminada, essa parte será considerada para eliminação e a restante secção irá continuar em vigor.

Lei e jurisdição

Este aviso será regido e interpretado em concordância com as leis suíças e quaisquer disputas relacionadas com este aviso estarão sujeitas à jurisdição exclusiva dos tribunais da Suíça.

10

Prefácio

Caro leitor,

Gostaria de te agradecer por seu interesse em meu livro! O fato de você o estar segurando em suas mãos é a evidência de que o sobrepeso é um tópico importante para você ou uma pessoa próxima. Comigo também era assim!

Pessoas com "carne demais em seus ossos" muitas vezes são obrigadas a ouvir conselhos como "coma a metade" ou "faça algum esporte". Você e eu sabemos: Não é tão fácil. O sobrepeso possui diversas razões, e a ideia de ser visto por outras pessoas enquanto pratica esportes é o que faz com que a maioria das pessoas evitem isso. As chances de ser bombardeado com comentários, apropriados ou inapropriados, são simplesmente muito altas.

Para muitas pessoas sofrendo com a obesidade, praticar um esporte é uma ideia terrível – e não porque nós somos preguiçosos ou inativos. Muitos de nós simplesmente têm medo de se machucar. E as dietas têm nos decepcionado, tentativa após tentativa. Nós simplesmente não acreditamos mais nisso. No fim, nós apenas nos torturamos por meses para acabar ainda mais obesos do que nunca dois ou três meses depois.

Neste livro, eu compilei doze abordagens simples que vão te ajudar a perder peso sem fazer dietas extremas ou esportes. Se você seguir essas abordagens por algum tempo, alcançará o peso de seus sonhos, dependendo de sua situação inicial e do peso desejado.

Espero que você tenha muito sucesso com isso.

Sinceramente, Dan Hill

Low Carb – Comendo poucos carboídratos

Você já ouviu falar de "ingredientes saciantes"? Algum tempo atrás, quanto a carne era uma raridade nas refeições diárias, eles incluiam os ingredientes saciantes. Esses eram muito importantes, já que muitas pessoas precisavam realizar trabalhos físicos pesados. Os ingredientes saciantes podiam consistir em batatas, arroz, massas ou simplesmente pães.

Hoje em dia, muitas pessoas vivem em outras circunstâncias. Muitos trabalham em uma mesa ou realizam outros trabalhos que não são fisicamente exigentes. Um "ingredientes saciante" é apenas veneno, com esse estilo de vida. Eles fornecem ao corpo energia de que ele não precisa, e consequentemente armazena, por falta de alternativas.

É por isso que faz sentido evitar carboidratos tanto quanto o possível. Isso inclui pães, massas, pizza, batatas e tudo que contém açúcar. Para variar essas coisas podem ser gostosas. Mas em grandes quantidades, são responsáveis pelo sobrepeso. Pesquisas científicas já mostraram há tempos que o consumo excessivo de carboidratos tem conexões com o câncer, esclerose múltipla, alzheimer e diabetes. Dr. Med. Ulrich Strunz escreveu um livro no assunto, chamado "Warum macht die Nudel dumm?".

Se você deseja perder peso, deve saber que o corpo pode ganhar energia muito mais facilmente através dos carboidratos do que das gorduras. Enquanto o corpo tiver carboidratos à disposição, ele não vai queimar gordura, e certamente não vai começar a usar as gorduras armazenadas em depósitos.

No entanto, você deve evitar não apenas as fontes óbvias de carboidratos, mas também há bombas de carboidratos escondidas. Nós todos sabemos que massas e produtos de panificação contém muitos desses ingredientes, sejam eles pães, croissants ou pão crocante. Os clássicos doces, assim como batatas, são conhecidos por nós como ricos em carboidratos. Mas nós também podemos encontrar carboidratos escondidos na forma de açúcar em bebidas (bebidas doces, vinho, cerveja, álcool) assim como em diversos alimentos processados. No fim, muitos deles contém açúcar em formas como a glicose, frutose e dextrose (açúcar da uva). Evite todos os produtos contendo esses ingredientes, e prepare suas refeições com ingredientes frescos. Se você fizer isso, vai saber o que está comendo. E com os alimentos processados, acostume-se a ler as informações do produto.

Chá verde

Os efeitos benéficos do chá verde (sem açúcar) são conhecidos há muito tempo na Ásia. A cafeína contida impulsiona o metabolismo e com isso, a queima de gordura em seu corpo (calorias também).

Estudos pelo Health Care Products Research Laboratory, com base em Tóquio, mostraram que as chamadas catequinas no chá verde previnem o armazenamento de gordura no fígado e outros tecidos em ratos. E o "Jornal Americano de Nutrição Clínica" publicou um estudo sobre a queima de gordura no qual eles provam que o consumo frequente e adequado de catequinas resulta em queima sustentavel de gordura.

Bebido em volumes apropriados, o chá verde é uma bebida saudável. Se você quer perder peso, no entanto, deve bebê-lo sem adoçar.

Magnésio

O magnésio desempenha um papel importante na queima de gordura. Como blocos de composição de enzimas e minerais dos músculos, o corpo precisa de magnésio em grandes quantidades. Apenas com o magnésio o corpo pode queimar gordura eficientemente.

Muitos especialistas estão convencidos de que um mal equilíbrio na maioria das dietas pode ser atribuído à falta de magnésio. Graças às restrições alimentares, o corpo asorve ainda menos magnésio. Isso tem a ver pricipalmente com o fato de que vários alimentos aceleram drasticamente a separação do magnésio. Especialmente a Cola (e outras limonadas também), virtualmente lavam o magnésio do corpo – com consequências. Adicionalmente o corpo precisa de mais magnésio em momentos de estresse ou durante doenças.

Diferentes fontes recomendam vários volumes de consumo. Eu mesmo tomei 200 miligramas extras pela manhã e à noite por um longo tempo. Agora, no entanto, eu tomo o dobro, e me sinto incrível.

Se há uma falta de magnesio, o corpo reduz a queima de gordura. Você começa se sentindo cansado e exausto. Sinais da deficiência de magnésio podem ser cãimbras nas pernas, mas também podem incluir problemas para dormir.

Pimenta Chilli

A pimenta chilli é conhecida como um tempero picante. Alguns tipos da pimenta são tão picantes que comê-las pode até não ser saudável para algumas pessoas. O responsável por isso é o alcalóide capsaicine dentro dela.

Esse ingrediente leva o organismo à aquecer. Especialistas chamam isso de termogênese. Isso também é usado por especialistas, no entanto, para criar agentes com base de pimenta para lutar contra a dor.

A termogênese é um processo no qual o organismo rapidamente converte energia em calor. E se sua dieta for baixa em carboidratos e gorduras, usar os depósitos de gordura é o método de ataque mais sensível. Nesse caso, a pimenta chilli é uma verdadeira queimadora de gordura. Além disso, o consumo da pimenta aumenta a temperatura. O corpo reage com o suor a fim de esfriar, o que usa ainda mais energia.

A pimenta chilli também possui efeitos antibactericidas e anti-inflamatórios, e promove a produção do ácido biliar, que ajuda na digestão e queima de gordura.

Um ingrediente principal da pimenta, DHC, foi estudado amplamente em várias pesquisas Americanas. Os cobaias ingeriram uma cápsula de DHC diariamente por um longo período de tempo. Tornou-se aparente que os cobaias queimavam o dobro de gordura em comparação ao grupo que recebeu apenas um placebo.

Apesar dessas maravilhosas características, você não deve consumir muitas pimentas chilli (ou as muito picantes), já que podem danificar a mucosa oral e o estômago.

Gengibre

De maneira similar às pimentas chilli, o gengibre ajuda o metabolismo e a produção de calor. Além disso, a raíz amarelada promove a produção do ácido biliar, que por sua vez impulsiona a queima de gordura e se certifica de que os alimentos pesados são digeridos mais facilmente.

O gengibre pode até ser cultivado em nossas latitudes. Apenas coloque uma raíz na terra.

Além disso, a raíz de gengibre contém um grande número de antioxidantes. Esses se ligam aos radicais livres, prevenindo diversas doenças.

A raíz também contém muita vitamina c e cálcio, magnésio ferro, potássio, sódio e fósforo. É uma fonte incrível de micronutrientes.

Proteína

A proteína é o fator central para a perda sustentável de penso. Durante minhas dietas eu notava que sempre a massa muscular e a água eram os primeiros a sumir. Dependendo da porcentagem de água na dieta, sua redução pode ser positiva ou negativa. A redução de massa muscular, no entanto, é sempre negativa.

Músculos são o mais importante mecanismo de queima para calorias. Mesmo durante à noite, toda célula muscular queima energia: 24 horas por dia, sete dias por semana. Se perdermos massa muscular durante uma dieta, é como tirar uma asa de um avião e esperar que ele pese menos e voe melhor.

Se queremos perder peso de maneira sustentável e tornar nossas vidas mais fáceis após a dieta, nós devemos consumir proteína suficiente. Especialistas recomendam entre 1.5 e 2.5 gramas de proteína pura por quilo de peso corporal por dia. Isso significa que se você pesa 100kg, deve ingerir entre 150 e 250 gramas de proteína por dia.

Na verdade o corpo requer mais energia para digerir proteínas do que as proteínas em si entregam. Além disso, consumir alimentos ricos em proteína dá uma sensação de saciedade mais rapidamente.

É claro que você pode tomar proteínas durante sua dieta normal. Peixe, carne ou laticínios são maravilhosas fontes de proteína. Vegetarianos e vegans usariam produtos como o tofu. Até mesmo algumas frutas possuem uma grande quantidade de proteína. Note, no entanto, que que alimentos sempre contém calorias e outros ingredientes. Você dificilmente irá perder peso se tomar suas proteínas através do leite. Um litro de leite integral contém cerca de 33 gramas de proteína – em um corpo de 100kg, isso significaria uma "demanda de leite" de 4.5 litros por dia, igual a mais de 3240 calorias. Até mesmo um leite light com 0.3 porcento de gordura, você ainda estaria ingerindo 1800 calorias extras – de acordo com a demanda calórica diária de um adulto.

Mais e mais produtores começam a oferecer alimentos funcionais contendo grandes quantidades de proteína e seus substitutos. Não há nada que falaria contra isso. O fato é, no entanto, que muitos fabricantes não apenas adicionam proteína a esses alimentos, mas também uma grande quantidade de açúcares de todos os tipos (carboidratos) e até conservantes. Leia as informações do capítulo "evitando aditivos".

Outra possibilidade é usar compostos proteicos utilizados em dietas esportivas. Muitos desses produtos contém proteína whey de alta qualidade. Se você não atingir sua demanda de proteína através de alimentos e bebidas normais, pode fazê-lo com esses produtos. Eles também contém calorias e vários aditivos, no entanto.

Essas bebidas são feitas para pessoas que praticam muito esporte e, consequentemente, usam muita energia (calorias). Isso quer dizer que voce precisa manter o olho aberto sobre as calorias e aditivos contidos nos produtos de sua escolha. Altas quantidades de açúcas e adoçantes artificiais como o aspartame[1] não são raridade. Dar uma boa olhada vai valer a pena.

---

1 The Centre of Health writes on its website: „Aspartame, the sweetener with many side-effects, isn't half as harmless as studies provided by the manufacturers claim. During its metabolisation it releases harmful neural toxins. Loss of memory, depression, blindness and loss of hearing are just some of its effects on the human organism." (http://www.zentrum-der-gesundheit.de/ia-aspartam-suessstoff.html)

Limões

Uma das plantas mais efetivas para a perda de peso é o limão. É surpreendente que ele não seja usado em mais programas dietários. Essa fruta tem muito a oferecer.

Beba o suco fresco de dois limões todos os dias. Isso ajuda significativamente a queima de gordura em seu corpo. Ou coma dois limões para também usar a valiosa polpa.

O suco pode ser diluído na água – apenas faça sua própria limonada! Você não deve adoçá-la, no entanto. E se precisar, use Stevia.

O limão vai te ajudar de diversas maneiras:

- A digestão melhora

- O metabolismo é auxiliado (e também a queima de calorias)

- A pressão sanguínea é otimizada

- O nível de colesterol é reduzido

- O sistema imunológico é melhorado

- Os vasos sanguíneos se tornam mais flexíveis

Adicionalmente, há pesquisas que sugerem que limão previne o crescimento de células cancerígenas. Também é uma fruta rica em vitamina c. Essa vitamina é usada em nosso corpo para mais de 300 processos. Especialistas populares recomendaram, durante os últimos anos, o aumento significativo do consumo de vitamina c para prevenir diversas doenças.

Se você comer limões ao longo de vários dias, logo vai notar que o corpo se acostuma, e a fruta para de parecer azeda para você.

O limão é, por sinal, metabolisado basicamente, o que é bom para as pessoas que sofrem com hiper-acidez.

Café Verde

O café verde, ou seja, grãos de café não-torrados, tem uma grande quantidade de cafeína. Isso impulsiona o metabolismo e com isso o processo de queima de gordura. Ao mesmo tempo, contém muito ácido hidroclorídrico. Com base nisso, há vários produtos com extrato de café verde sendo oferecidos nas lojas. Em minha opinião, o autor Peter Carl Simons está certo quando diz, em seu trabalho[2], que ao invés de beber o extrato que costuma ser bastante caro, você pode simplesmente beber o café verde.

---

[2] El Café Verde - ¿Una garantía para perder peso?: Como perder peso rápidamente y de manera saludable con el café verde., Createspace, 2015.

O ácido hidroclorídrico é uma substância importante para ajudar na redução da gordura. Adicionalmente, ele previne que o corpo absorva açúcar e gorduras. Ao torrar o café, no entanto, esse ácido é em grande parte destruído, razão pela qual quase não está presente no "café normal".

Algumas pesquisas mostraram evidências de que o café verde também influencia positivamente os níveis de açúcar no corpo. E um estudo da Universidade de Scranton, de 2012, confirma que as pessoas que tomam café verde podem perder 10% de seu peso corporal mesmo sem mudar qualquer outra coisa em suas dietas. Mais pesquisas mostraram resultados igualmente impressionantes.

O café verde pode ser desfrutado como uma alternativa ao café normal na mesma quantidade.

Evitando aditivos

Você sabia que alimentos que os fabricantes dizem não conter lactose, gluten, adoçantes artificais ou gordura? Muitos farbicantes de alimentos internacionalmente industriais atraem os clientes com essas afirmações. Enquanto isso, é dito que rótulos corespondentes fora mcriados..

Basicamente, não há nada que fale contra um fabricante destacando certos ingredientes de um produto. Ele é até obrigado a listar todos os ingredientes, por lei. Mas se eles são impressos na embalagem em letras grandes, você deve ter em mente o seguinte:

Se um produto é "sem lactose" ou "sem glúten", não quer necessariamente dizer que é saudável – pode até ser o oposto! "Sem adição de açúcar" não quer dizer que não há açúcar ali, apenas que nenhum foi adicionado. E certamente não diz nada sobre o valor do produto para sua saúde. Até mesmo "sem gordura" não quer sempre dizer saudável.

Todas as informações anunciadas dão razão para ficar atento. A lactose e o glúten são muitas vezes substituídos por outras substâncias que nós nem queremos em nossa comida. E em outros casos, também é bom ler sobre o que os fabricantes trazem para nosso prato. Quando em dúvida, foque nos alimentos frescos e naturais.

Bebendo água

Provavelmente o método mais simples para perder peso é substituir todas as suas bebidas por água. Seja no café da manhã, o chocolate quente, o energético, a bebida suave, a cerveja ou o vinho após o trabalho: Todos eles contém calorias, e a maioria não é em pequena quantidade. Ao simplesmente evitar essas bebidas, a maioria das pessoas reduz sua ingestão de calorias em até 50 porcento – e isso vai rapidamente se tornar visível na balança.

Quando falo sobre "água", quero dizer o líquido que o sistema hidráulico envia em nossos canos, e não de água mineral carbonada. Por um lado, o dióxido de carbono é um ácido. Ele literalmente acidifica nosso corpo, o que pode ter efeitos negativos em muitos processos orgânicos que apoiam a perda de peso. E também, a água da torneira não é pior que a maioria das águas minerais caras na maioria das áreas.

Se você está em dúvida, apenas pergunte ao seu sistema hidráulico. A maioria das pessoas, no entanto, pode parar de se preocupar com garrafas de água. Ao mesmo tempo você pode prevenir muitos danos ambientais criados pelo transporte de garrafas ao redor do mundo. É melhor beber apenas água que você tiver à mão, que é como muitas pessoas tomam seu café ou chá, de qualquer forma.

Durma até emagrecer

Em 2004, o Centro de Pesquisas Clínicas da Universidade de Chicago conduziu pesquisa em que o descanso noturno dos cobaias foi reduzido. Apenas duas noites com quatro horas de sono revelaram resultados dramáticos. A privação de sono aumentou a fome por 24 porcento, e o apetite por 23 porcento. Os cobaias tiveram principalmente vontade de alimentos doces e salgados com muitos carboidratos e alta quantidade de calorias.

O internacionalmente renomado pesquisador do sono, Prof. Eve Van Cauter provou que as pessoas sofrendo de privação do sono desenvolvem um voraz apetite por carboidratos como pães, massas e doces.

Ao mesmo tempo, essas pessoas são menos dipostas a trabalhar durante o dia. Como resultado, elas se movem menos e usam menos energia (calorias).

Os resultados dessas observações podem ser confirmados através de análises sanguíneas: Pessoas que dormiram menos tinham uma perda do hormônio saciante leptina em 18 porcento, e um aumento no hormônio de apetite ghrelin por 28 porcento.

Se você dormir com frequência e por tempo suficiente, terá um risco muito mais baixo de obesidade, de acordo com os resultados dessas pesquisas. O que você fará com essa informação depende de você.

Pense até emagrecer

O que você está pensando de você? Talvez tenha ouvido que o pensamento afeta a realidade. E na verdade, especialmente as pessoas obesas têm problemas para se imaginar como qualquer coisa além de "gordas".

Os comentários dos arredores – parcialmente bem intencionados – lhes mostra de novo e novo como os outros avaliam seu corpo. Após algum tempo, muitas pessoas desistem. Elas sentem que perderam para sua própria obesidade, e não conseguem fazer nada sobre isso. Henry Ford, o fudador da coporação automotiva de mesmo nnome, disse: "Não importa se você pensa que pode ou não fazer alguma coisa, você está certo."

Você não consegue perder peso se escolher apenas "tentar". Isso tem a ver com atiitude. Se você "tenta" alguma coisa, você aceita que pode não ser bem-sucedido – e é isso que vai acontecer. Se você apenas imaginar que não há outra alternativa além de perder peso, é exatamente isso que você vai fazer: "perder peso".

Além disso, Henry Ford disse: "Há mais pessoas que desistem do que aquelas que falham". De fato, muitas pessoas são obesas porque simplesmente desistem. Eu não quero me excluir dessas pessoas – eu era o mesmo.

Muitas pessoas levando um alto número de quilos para a balança também vão reconhecer esse padrão em outras áreas de suas vidas. Eles desistem e pensam: "Eu não consigo fazer isso mesmo". Ou o pior: "só vou tentar".

Pare! Não pense em falhar desde o início! Não pense na possibilidade de não dar certo, foque em realizar seu objetivo.

Fique ansioso por todas as coisas que você poderá fazer uma vez que tiver subido essa montanha. Imagine sua nova vida! De fato, é muito útil criar imagens ou colagens sobre como sua vida será com seu peso dos sonhos. Desfrute seus sonhos mais selvagens.

O que vai acontecer com:

- Paceria / Amor / Sexualidade

- Família

- Círculos sociais

- Situação profissional

- Reconhecimento de seus arredores

- Bem-estar físico

- Saúde

- Sorte

- ...

Por que você não deveria ser capaz de fazer algo que milhares de outras pessoas podem, independente de ser muito mais pesadas que você?

Me entenda corretamente: essa tarefa não se trata de escapar para um mundo de sonho. Isso significaria desistir novamente. É sobre saber, conscientemente, porquê você aceita a tarefa de perder peso. E cada mudança no peso *é* estresse e esforço. Desde a reposta as perguntas de porque, você ganha motivação. A imaginação do que você fará uma vez que deixar os tempos difíceis para trás vai te ajudar a superar os obstáculos.

Imagine um atleta top. Que resultados você acha que um esquiador, um corredor ou um atleta de fórmula 1 ganharia se entrasse na competição para "apenas tentar"? Imagine a carreira de Michael Schumacher, se ele começasse cada corrida com o pensamento de "apenas terminar isso de alguma forma". Os vencedores estão no púlpito desde o início. Eles sentem o formigamento do champagne em suas peles e o reconhecimento do público. Se você não sente isso, e quer isso, está obcecado com isso, você nunca terá.

Você precisa se motivar da mesma maneira que deseja atingir seu peso desejado. Fique pronto para tarefas difíceis, e aceite uma ou outra renúncia. Se você conseguir se motivar, vai atingir o peso desejado, e superar todos os obstáculos no caminho.

O que eu quero dizer: Não se esconda!

O livro é entitulado "Perdendo peso sem esportes", e eu quero manter essa promessa. Todos nós sabemos que fazer esportes em quantidade adequada é uma coisa boa e ajuda a manter o corpo saudável. No entanto, eu não vou te recomendar exercícios aqui.

O que eu quero te recomendar é, no entanto, não seguir o caminho mais fácil, e mais importante: não se esconder.

Uma boa conhecida minha, Sonja, ouviu de muitas pessoas desde o início: "Você é gorda!", "Você é feia!", "Perca esse peso logo!", e muitas outras coisas que as pessoas obesas ouvem todos os dias. Quando você está exposto a tais comentários frequentemente, você tenta evitá-los. Sonja saía cada vez mais raramente de casa, e começou até mesmo a receber suas compras em casa. Ela teria tido mais contato com o mundo externo se tivesse cometido um crime e ido para a prisão.

Sua vida era limitada a um pequeno apartamento de 50 m², onde ela vivia e ganhava dinheiro em casa. Quando não estava trabalhando, quase sempre sentava em frente à TV olhando o mundo do qual se isolou. Junto com a falta de movimento, ela tinha um crescente medo do "mundo lá fora". Sua solidão, medo e tristeza a levaram a comer ainda mais. Sonja ganhou peso. E ela também nunca saía para comprar roupas, ela as comprava de uma distribuidora Americana *de roupas plus-size, ou tinha as peças feitas por alfaiates online.*

Um dia Sonja notou uma dor forte e tentou melhorar sozinha por medo de ir ao médico, onde as pessoas poderiam desprezá-la. Apenas quando sua dor se tornou insuportável ela consultou um médico, que a mandou imediatamente para o hospital. Juntamente com o cuidado médico que ela recebeu, Sonja recebeu apoio psicológico, que continuou após sua estadia no hospital. Os terapistas a ajudaram, e hoje ela pode sair de casa novamente. Às vezes, Sonja diz que Deus lhe mandou aquela dor para salvar sua vida. Agora ela perdeu metade de seu sobrepeso, e está trabalhando para perder o restante.

Hoje, Sonja sabe o que fez consigo mesma quando decidiu de esconder. Se você está se sentindo de maneira parecida, consulte um técnico ou nutricionista que pode te ajudar.

As atividades diárias

Mesmo sem praticar "esportes", você pode ser ativo de alguma forma. Seja sincero: Você costuma dirigir distâncias curtas de algumas centenas de metros de carro? Você sempre pega o elevador, mesmo se houver uma escada próxima?

Se você deseja perder peso, terá que mudar seu relacionamento com seu corpo, passo por passo. Tome as escadas de vez em quando, especialmente quando se tratar de apenas um ou dois andares. Deixe seu carro na estrada de vez em quando. Dê alguns passos extras, ou compre em lojas que não possuem um estacionamento para clientes. Em resumo: Tente se livrar das coisas automatizadas. Algumas pessoas se acostumaram a não se mexer a menos que o movimento possa ser feito por uma máquina. Outros reflexivamente pegam sua cerveja favorita na geladeira antes mesmo de largar as sacolas do mecado.

Também é muito bom caminhar por apenas meia hora. Explorar a área sem nenhum aborrecimento ou olhar as vitrines – depois que as lojas fecharem, para que não haja tanta tentação. Encontre um hobby que te tire de casa. Você conhece o geocaching? É diversão para toda a família, e você não precisa ser particularmente esportivo (dependendo do destino escolhido). Na internet você pode encontrar muita informação a respeito. Ou pergunte a seu vizinho se você pode levar seu cachorro para passear às vezes.

Como eu disse, não se trata de se tornar repentinamente um atleta top. Mas você deve começar, um passo de cada vez, a mover seus ossos e músculo um pouco mais. E descobrir o que é divertido para você.

Métodos cirúrgicos para a redução de peso

Mais e mais pessoas escolhem entrar na faca para resolver suas obesidades através de uma cirurgia. Uma breve estadia no hospital parece ser a maneira mais fácil de resolver o problema.

Mas cada cirurgia possui seus riscos, e para uma pessoa significativamente acima do peso, as complicações são muito maiores do que para pessoas em forma. Muitos ignoram isso.

Durante toda nossa vida ouvimos que as pessoas obesas vivem menos, de qualquer forma, então a morte através de cirurgias, ou danos físicos maiores, parecem um risco aceitável. Após a cirurgia, talvez possamos ter um peso normal e viver uma vida mais longa, saudável e melhor.

Infelizmente é difícil encontrar figuras para o sucesso e fracasso de tais métodos deste tipo. É um fato, no entanto, que muitas pessoas pagaram por tais medidas com suas saúdes, ou até suas vidas. Em muitos casos, o sucesso foi apenas temporários, e a obesidade retornou – de maneiras parecidas às dietas – após um curto tempo.

O técnico de dietas Suíço Christoph Bisel, que cuida de pessoas morbidamente obesas em seu escritório e tambem as ajuda online, relata suas experiências em seu incrível livro, "Ich war ein fetter Sack":

Eu comecei o ano de 2014 com um peso de 145 quilos. Tenha em mente que eu tinha atingido meu peso máximo "de luta" há mais de uma década, quando minha balança marcou um total de 160 quilos. O que se seguiu foram as cirurgias mencionadas anteriormente. Uma delas, no ano 2000, teve uma complicação que quase resolveu meus problemas de vez. Os anos anteriores claramente trouxeram uma tendência de aumento.

Eu havia perdido parte de meu intestino devido à uma sutura rompida com subsequente peritonite, que quase pôs um fim ao meu "sofrimento terreno". Neste ponto, devo confessar que sempre amei minha vida, e ainda a amo. Outro efeito gástrico da cirurgia de redução de estômago foi a drástica perda de peso, que me levou para cerca de 63 quilos, principalmente devido à minha débil estrutura incapacitada de ingerir alimentos. Assim que me recuperei dos efeitos da cirurgia, meu corpo gradual e persistentemente continuou pegando de volta os quilos perdidos. No início deste ano eu percebi que as coisas não poderiam continuar assim. Eu certamente não queria voltar à marca dos 160 quilos! Acredito que sou uma especialista em todos os assuntos relacionados a ser gorda, incluindo qualquer coisa que você pode ler em qualquer livro, ou experimentar, seja pessoalmente ou entre amigos e conhecidos. Em qualquer caso, certamente tenho experiência suficiente para saber perfeitamente bem o quanto é incrivelmente irritante viver sua vida como uma "baleia encalhada". Algumas pessoas acima do peso podem negar isso, assim como eu, sempre que algo está em jogo. Mas vamos ser honestos e concordar com o fato de que as vantagens de se estar acima do peso são bastante limitadas.

Enquanto isso, agora peso menos do 108 quilos. Fazia mais de 20 anos desde a última vez em que minha balança indicou tal número. Isso significa que ainda posso ser considerada uma baleia encalhada? Bem, falando objetivamente, você poderia dizer que claramente sim. Meu IMC (índice de massa corporal) ainda está localizado em uma região comumente considerada patológica. Embora eu me sinta bastante magra quando penso em todo o caminho que percorri no esforço de melhorar meu peso. No fim, o termo sobrepeso parece ser bastante relativo.

Eu não conheço seu caso, e é por isso que não posso dizer se uma operação faz ou não sentido para você. O que posso te dizer, no entanto, é NUNCA faça uma cirurgia apenas porque parece a maneira mais fácil!